PUBLICATIONS DU *PROGRÈS MÉDICAL*

DES

INJECTIONS LIQUIDES

DANS LES

VOIES BILIAIRES

PAR

Marcel BAUDOUIN

Préparateur du Cours d'Opérations à la Faculté de Médecine,
Rédacteur en chef des *Archives provinciales de Chirurgie*.

PARIS

AUX BUREAUX DU
PROGRÈS MÉDICAL
14, rue des Carmes, 14

FÉLIX ALCAN
ÉDITEUR
108, boulevard Saint-Germain, 108

1894

PUBLICATIONS DU *PROGRÈS MÉDICAL*

DES

INJECTIONS LIQUIDES

DANS LES

VOIES BILIAIRES

PAR

Marcel BAUDOUIN

Préparateur du Cours d'Opérations à la Faculté de Médecine,
Rédacteur en chef des *Archives provinciales de Chirurgie*.

PARIS

AUX BUREAUX DU
PROGRÈS MÉDICAL
14, rue des Carmes, 14

FÉLIX ALCAN
ÉDITEUR
108, boulevard Saint-Germain, 108

1894

DES

INJECTIONS LIQUIDES

DANS LES

VOIES BILIAIRES

Il y a quelque temps, M. le Dr Fontan (de Toulon) a présenté à l'Académie de médecine (1) une observation de cholécystostomie qui a attiré un moment l'attention, parce que l'auteur mentionnait que dans ce cas il avait eu recours pour la première fois à des injections dans les voies biliaires, par la fistule cutanée, d'une substance destinée à amener la dissolution des quelques calculs qui auraient pu rester dans le cholédoque. Il avait employé de l'*éther sulfurique* ordinaire, qui, on le sait, possède la propriété de dissoudre la cholestérine, formant la plus grande masse des concrétions d'origine hépatique.

M. le Dr Dujardin-Beaumetz, qui, en sa qualité d'opéré, comme il l'a dit, a une compétence toute spéciale sur ces questions, a insisté, dans le rapport qu'il a été chargé de faire récemment à la même Société savante (2), sur cette observation de M. Fontan, comme

---

(1) Fontan. — Communication à l'*Académie de médecine*, 2 juillet 1894 ; anal. in *Progr. Méd.*, n° 28, 14 juillet 1894, p. 22.

(2) Dujardin-Beaumetz.— *Sur un cas de cholécystostomie pour lithiase biliaire avec cathétérisme et désobstruction des voies biliaires par des injections d'éther ;* in *Bull. de l'Acad. de méd.*, 7 août 1894, p. 193.

il le fallait, sur la valeur toute relative du moyen préconisé par le chirurgien toulonnais. Il a montré que, si dans ce cas il y a eu réellement obstruction du cholédoque, c'était probablement par de la boue biliaire plutôt que par des calculs, et qu'en réalité il est bien plus probable que les injections intracanaliculaires, vantées par M. Fontan, n'ont rien dissous du tout, car elles n'avaient sans doute rien à dissoudre. Et il a conclu, avec beaucoup de sens, qu'il fallait se montrer très réservé dans l'adoption d'une pareille méthode et ne garder la possibilité de ces injections d'éther que pour des cas absolument exceptionnels.

A notre avis il aurait pu être encore un peu plus affirmatif, car, dans une des dernières phrases de son rapport, il admet que les injections d'éther sont indiquées lorsque le cholédoque est obstrué par de la boue biliaire. Nous espérons en effet prouver plus loin qu'elles ne sont appelées à jouer qu'un rôle très limité, si tant est qu'elles puissent jamais servir à quelque chose. Il ne nous sera pas en effet malaisé de démontrer que, même dans le cas de M. Fontan, elles ne sont en rien la cause du rétablissement du cours de la bile dans le conduit vecteur principal de l'organe hépatique.

Mais, avant d'insister sur ce point, je tiens à dire un mot sur l'origine de cette pratique, qui, au premier abord, a pu paraître tout à fait rationnelle.

*
* *

Jusqu'ici, en effet, personne (1) n'a songé à se demander si d'autres opérateurs avaient eu déjà recours à ce procédé de désobstruction des voies biliaires. Et, dans l'esprit de beaucoup de nos collègues, cette idée

(1) Courvoisier, dans son magnifique ouvrage sur la chirurgie des voies biliaires (*Casuist. Statist. Beiträge zur Pathologie und Chirurgie der Gallenwege*, Leipzig, 1890) ne nous paraît pas avoir abordé cette question.

s'est déjà implantée que M. Fontan est bien l'initiateur de ces injections dissolvantes; d'autant plus que ni cet auteur, ni M. Dujardin-Beaumetz, n'ont fait allusion aux travaux de leurs devanciers sur ce petit point intéressant de chirurgie biliaire.

Or, il nous a suffi de jeter un coup d'œil sur les notes que nous accumulons depuis plusieurs années déjà sur les affections du foie pour trouver facilement la trace de tentatives analogues à celles de M. Fontan et notablement antérieures aux siennes, car son opération ne remonte qu'au 19 avril dernier et il n'a injecté de l'éther dans sa fistule que le 1er mai 1894.

Dès 1892, en effet (1), Mayo Robson (de Leeds), qui a une grande pratique des opérations sur la vésicule, disait: « Dans un cas, où j'avais fait la cholécystostomie et où j'avais laissé un calcul dans le canal cholédoque, j'injectai une *solution d'éther et de térébenthine*, qui a soit dissous, soit entraîné (on voit que M. Robson, en vrai chirurgien, était prudent dans ses tentatives d'explications) l'obstacle qui persistait. En effet, quelques jours après ces injections, la fistule se ferma et la malade est restée depuis parfaitement guérie. »

Il ajoutait, il est vrai, prévoyant ce qui arrive souvent: « Si on échoue avec la seringue chargée de cette *solution dissolvante* ou *d'eau chaude*, il faudra recourir à une opération. »

Quelque temps auparavant, d'ailleurs, au début de décembre 1890, un chirurgien allemand, M. le Dr Hans Kehr (d'Halberstadt), qui exerce dans une petite ville, n'a pas d'hôpital à sa disposition, fait ses opérations dans une clinique privée, mais a déjà une très notable expérience en fait de chirurgie biliaire (2), avait eu recours

---

(1) Mayo Robson. — *The clinical Journal*, 9 novembre 1892, n° 2, p. 22.

(2) Kehr (Hans). — *Berliner Klinische Wochenschrift*, 9 janvier, 15 janvier, 6 février 1893 (Observation n° II, n° du 9 janvier 1893).

à des injections analogues ; mais il n'avait pas employé une substance dissolvante comme l'éther. Il s'était borné à utiliser des *injections d'eau tiède*, chez une malade à laquelle il avait pratiqué une cholécystostomie pour des calculs multiples de la vésicule biliaire, dans le but de déblayer le canal cholédoque qu'il soupçonnait, avec juste raison, d'être obstrué par un autre calcul. Il avait employé une pression modérée, mais n'avait obtenu aucun résultat et, six mois plus tard, en juin 1891, la fistule persistant, il avait dû revenir encore aux injections d'eau, cette fois sous une pression assez considérable. Il ne réussit qu'à rendre plus violentes les crises de douleurs que ressentait son opérée, dont le cholédoque était obstrué par plusieurs calculs, comme le montra plus tard une cholédochotomie exécutée avec succès (28 juillet 1891).

Vers la même époque à peu près (1), M. le P^r von Winiwarter (de Liège) (2) eut de même recours à des injections liquides dans une fistule biliaire persistante consécutive à une cholécystostomie à fixation dernière, pratiquée pour des calculs de la vésicule et du cystique. Il utilisa chaque jour, pendant quelque temps, soit de l'*eau tiède*, soit de l'*huile*, soit de la *glycérine*; et, au bout de 14 jours de ces tentatives, il réussit enfin à amener la sortie d'un calcul biliaire, de la grosseur d'un *grain de café*, qui était probablement placé dans le cholédoque, non loin de l'embouchure du cystique, car immédiatement la bile s'écoula en totalité dans l'intestin et la fistule se ferma.

On remarquera que ce calcul, d'un très petit volume en somme, n'avait pas été reconnu au cours de l'opération, et qu'il est ressorti par la fistule, et non par l'intestin (3). Le résultat obtenu, pour être des plus

---

(1) Nous ignorons la date exacte de cette intervention.

(2) Voir Winiwarter. — *Verhandlungen des Deutschen Gesellschaft für Chirurgie*, 1891, p. 147 (1re partie, discussion).

(3) Ceci est du moins l'interprétation qui nous paraît la plus

favorables, n'a, dans ces conditions, rien d'extraordinaire. Mais, s'il se fût agi d'un corps étranger plus volumineux, il est probable que le succès n'aurait pas couronné de si louables efforts.

Ainsi donc, la méthode des injections de liquides dans les voies biliaires est due à Hans Kehr et von Winiwarter d'une part, et à Mayo Robson d'autre part. Les premiers de ces chirurgiens, qui n'utilisèrent que l'eau tiède, à basse et à forte pression, l'*huile*, la *glycérine*, employèrent ces substances dans le but de désobstruer mécaniquement le cholédoque, le liquide devant entraîner avec lui, dans l'intestin ou dans la plaie, grâce à un courant assez intense, les calculs arrêtés dans les conduits biliaires.

M. Robson, au contraire, injecta de l'*éther*, mélangé avec de la *térébenthine*, évidemment dans l'espoir de *dissoudre sur place*, en partie ou en totalité, les concrétions biliaires ; pourtant il songea aussi à la possibilité d'une désobstruction purement mécanique, puisque, de son côté, il recommanda l'eau chaude.

M. Fontan, dans cet ordre d'idées, ne vient donc que le second, car le fait de n'avoir employé que de l'éther, au lieu d'un mélange d'éther et de térébenthine, comme Mayo Robson, ne constitue évidemment pas en l'espèce une supériorité, étant donné ce que l'on sait du crédit — quoiqu'un peu vieillot et extraordinaire ! — dont jouit encore de nos jours, auprès de beaucoup de médecins, le remède de Durande.

---

vraisemblable ; car von Winiwarter ne précise pas. Il dit simplement qu'il y a eu : « sortie d'un calcul, » sans indiquer par où. Mais la lecture attentive de l'observation montre que ce calcul n'a pas dû s'engager dans le duodénum.

*
* *

Ce point d'historique établi, voyons quel est l'avenir de ces injections et si vraiment leur emploi est aussi rationnel qu'on a paru le croire un instant.

1° Les unes, celles faites avec de l'éther, avec de la térébenthine ou toute autre substance analogue, sont des *injections dissolvantes.*

Or, qu'ont-elles à dissoudre dans le cholédoque? Au dire de la plupart des auteurs, l'obstacle peut être soit un amas de fins graviers, sorte de boue biliaire, résultant du mélange du sable biliaire avec de la bile épaissie ; soit un calcul plus ou moins volumineux, qui d'ordinaire est assez gros.

En ce qui nous concerne, nous ne croyons nullement à la possibilité de la dissolution totale d'un calcul du cholédoque par ces injections et les seules observations connues de MM. Robson et Fontan ne sont pas faites pour nous convaincre.

Dans le cas de M. Robson, ce chirurgien dit bien qu'il « a laissé un calcul dans le cholédoque; » mais cette affirmation paraît plutôt une supposition, un diagnostic rétrospectif qu'une constatation anatomo-pathologique faite au cours de la cholécystostomie. Nulle part il ne dit qu'il a senti au toucher ce calcul et il pourrait bien se faire que ce calcul n'ait existé que dans son esprit. Dès lors l'injection d'éther et de térébenthine n'aurait servi à rien. En tous cas, le récit de M. Robson n'est pas suffisamment explicite ; son observation est trop écourtée pour être probante d'une façon absolue, et très certainement le fait qu'il a rapporté, s'il est intéressant au point de vue historique, ne l'est pas beaucoup en ce qui concerne la démonstration de la valeur thérapeutique du procédé.

De même, dans l'observation de M. Fontan, il n'y avait probablement ni calcul, ni même amas de boue biliaire dans le cholédoque. Au dire de l'opérateur, en effet, ce canal présentait « la forme d'un cylindre dur et d'une consistance homogène. » Or, il n'en est point d'ordinaire ainsi, quand un corps étranger de nature calculeuse est arrêté dans le conduit biliaire, lequel est presque toujours enveloppé d'adhérences et dilaté en amont.

Qu'on lise les relations d'autopsies connues de calculs du cholédoque et surtout celles des cholédochotomies qui ont été pratiquées, on verra qu'il s'agit de lésions tout à fait différentes de celles constatées par M. Fontan. Nous concluons que, dans ce cas encore, il est fort probable que le conduit était obstrué par un autre mécanisme et qu'il est même tout à fait inutile de faire intervenir ici, comme l'a fait M. Dujardin-Beaumetz, la notion de boue biliaire. Celle-ci a autant de chance de n'avoir jamais existé que le calcul.

On sait en effet, depuis quelques années, grâce surtout aux travaux des chirurgiens allemands, et en particulier à ceux de MM. Von Winiwarter (1), Riedel (2), Kehr (3), Spitzer (4), etc., puis de M. Terrier, en France, — dont les communications sont bien antérieures aux publications de MM. Michaux et Routier (5), — que l'obstruction est dans ces cas de nature purement *inflammatoire* : il s'agit de rétrécissements passagers, dus à l'hypertrophie considérable, à la boursouflure énorme de la muqueuse des voies biliaires. Et chez ces opérés, comme y ont insisté Riedel, puis Kehr, enfin les chirur-

---

(1) Von Winiwarter.— *Loc. cit.*
(2) Riedel.— *Erfahrungen über die GallensteinKrankenheit mit und ohne Icterus.* — Berlin, 1892, p. 29-36.
(3) Kehr.— *Loc. cit.*
(4) W. Spitzer.— *Zur Chirurgie der Gallenwege;* in *Ther. Monatschrifte,* oct. 1892, n° 10, p. 518-519.
(5) *Soc. de Chir.,* juillet 1894.

giens français, c'est le fait d'avoir établi une fistule permanente, une *stomie biliaire*, qui a ramené la perméabilité du canal. MM. Robson et Fontan ont donc guéri leurs malades, non pas parce qu'ils ont injecté de l'éther dans les voies biliaires, mais parce qu'ils ont au préalable pratiqué la cholécystostomie, dérivé un instant le cours de la bile, amené une accalmie dans l'infection des voies biliaires.

Et la preuve qu'il en est bien ainsi, c'est que dans le cas où Kehr a fait une cholécystostomie, puis des injections répétées d'eau tiède, c'est-à-dire des injections de chasse, il n'est nullement parvenu à un résultat quelconque, parce que cette fois il y avait bel et bien plusieurs gros calculs dans le cholédoque. Nous sommes convaincu que, s'il avait employé l'éther, il n'aurait pas été plus heureux.

Comment veut-on d'ailleurs que quelques grammes d'éther, qui passent ou ne passent pas (ne pas oublier en effet la volatilité considérable de cette substance quand la surface d'évaporation du liquide est elle-même assez grande) autour des calculs, puissent agir sur eux d'une façon notable? Il faudrait un bain prolongé d'éther pour obtenir un effet sensible, une diminution de volume suffisante... Il ne faut pas prendre un cholédoque, même dilaté, pour un verre à expérience. Songez d'autre part que ce verre ressemblerait assez à un tonneau des Danaïdes ou tout au moins à un panier percé... Car, si le calcul peut être baigné par l'éther, cette substance doit pouvoir filer dans l'intestin ou même dans l'hépatique, et ne pas rester en contact suffisamment prolongé avec le corps à attaquer.

Ne pas oublier non plus que pour dissoudre un petit calcul il faut assez de temps et beaucoup d'éther... Comment, dès lors, croire à l'effet de celui que M. Fontan a versé dans sa fistule? Il y a mis à cinq reprises (1ᵉʳ, 5, 9, 12, 16 mai) *quatre gouttes* d'éther : cela fait au total 20 gouttes ! S'il pense avoir dissous son calcul, en 15 jours, avec cette quantité-là, nous n'osons le suivre sur un pareil terrain. Nous préférons, et de beaucoup, admettre l'autre hypothèse : il a fallu un mois (du 19 avril au 16 mai) pour que l'inflammation du cholédoque se calmât spontanément par le seul fait d'une dérivation au cours de la bile, phénomène tout à fait comparable à ce qui se passe pour les voies urinaires et est désormais bien connu.

*
*   *

2° Les injections dans les canaux biliaires peuvent être destinées d'autre part à expulser le calcul soit dans l'intestin, soit par la fistule.

Ces *injections de chasse*, ces irrigations, essayées par Kehr et von Winiwarter ont été faites avec de l'*huile*, de la *glycérine*, et surtout de l'*eau tiède*. Nous avons expliqué le bon résultat obtenu par le chirurgien liégeois. Mais l'insuccès obtenu par Kehr n'étonnera pas ceux qui ont eu l'occasion de lire les observations consignées dans la littérature médicale de véritables calculs du cholédoque. Ceux-là, en effet, se rappelleront combien il doit être difficile au petit courant d'eau, qui peut s'engager dans un cholédoque enflammé, de mobiliser un calcul, à moins qu'il ne soit tout petit et placé presqu'à l'embouchure du cystique. Celui-ci n'est-il, en effet, dans la majorité des cas, des plus adhérents à la muqueuse du conduit ? Les saillies d'un gros calcul semblent presque implantées dans ses parois. L'intrication est parfois si complexe qu'au cours d'une cholédochotomie on a une certaine peine à dégager l'obstacle.

Comment veut-on que, dans ces conditions, surtout s'il y a plusieurs calculs ou s'il s'agit d'une concrétion fixée depuis longtemps dans le cholédoque, un mince filet d'eau tiède puisse déloger le calcul? En fait, on n'y parviendra pas souvent, comme l'a bien prouvé l'observation de Kehr, bien prise et suffisamment détaillée (1).

Ces injections de chasse semblent donc ne devoir pas avoir à leur actif un avenir beaucoup plus glorieux que les injections dissolvantes. Elles ne sont certainement pas dangereuses ; mais on peut dire sans crainte que, dans la plupart des cas où elles sont nettement indiquées, elles sont susceptibles de rester inutiles ou insuffisantes.

En 1892, Robert Abbé (de New-York) (2) a écrit : « La vésicule incisée, on pourrait la remplir avec un liquide quelconque, après l'avoir débarrassée de ses calculs. En obturant la partie ouverte et en pressant sur la vésicule, on pourrait voir si le liquide file facilement dans le duodénum. »

Mais il ne s'agit plus là d'injections ou d'irrigations faites dans un but *thérapeutique.* C'est simplement un petit procédé qui ne peut servir qu'au *diagnostic* de la perméabilité du cholédoque, encore qu'il doive être bien infidèle. On ne peut donc le mettre en parallèle qu'avec le *cathétérisme des voies biliaires.* Il est certain, d'ailleurs, qu'il n'en a pas les inconvénients graves (possibilité de rupture des canaux, hémorrhagies abondantes par fausses routes ou érosions des muqueuses enflammées).

*
* *

3° En est-il de même d'une autre variété d'injections qui jusqu'ici ne nous paraissent ni avoir été assez recommandées, ni avoir été souvent mises en pratique ?

---

(1) Celle de von Winiwarter est en effet très écourtée.
(2) Abbé (Robert). — *Cases of Gallbladder Surgery ;* in *New-York medical Journal,* 30 janvier 1892.

Nous voulons parler des *injections antiseptiques*. C'est, à ce point de vue, à l'avenir de décider, car nous n'avons jamais eu jusqu'ici l'occasion de les utiliser nous-même.

Ces injections ont pour but, non plus de dissoudre les calculs, — ce qui est une prétention, à notre avis, exagérée ; — non plus de les faire sortir par la fistule, — but qui sera difficile à atteindre, quand ils seront bien fixés ; — non plus de les repousser dans l'intestin, — ce qui n'est guère plus facile à obtenir, dans les conditions anatomo-pathologiques où l'on se trouve placé d'ordinaire ; — mais bien d'agir directement (quand il ne s'agit que de calculs de la vésicule traités par la cholécystostomie) sur la cause réelle qui maintient le cholédoque en partie oblitéré et empêche le passage de la bile dans l'intestin, sur l'angiocholite elle-même, de même qu'on cherche à agir sur l'urèthre atteint de blennorrhagie par des lavages au sublimé très étendu, au permanganate de potasse, etc.; sur les fosses nasales, à l'aide d'irrigations boriquées, etc.

Nous avons trouvé la première mention de ces injections antiseptiques dans une observation de M. Alexander (1), qui remonte à 1885. Le chirurgien de Liverpool avait fait chez un médecin atteint d'une dilatation très considérable de la vésicule une cholécystostomie à fixation dernière et un diverticule, une sorte de sac avait persisté et s'était infecté : ce qui arrive rarement quand il s'agit de cholécystostomie ordinaire pour calculs de la vésicule. Or, pour obtenir une guérison plus prompte, il fit des injections journalières d'acide borique, dans cette fistule d'un genre un peu spécial, qui n'en mit pas moins près de six mois à disparaître complètement. — Mais ici il s'agissait d'un cas si particulier qu'on ne saurait tirer aucune conclusion de cet échec relatif.

---

(1) Alexander (William). — *The Liverpool medical Journal,* p. 508, juillet 1888.

De son côté, Edm. Rose (1) a fait, le 17 février 1890, *au cours* d'une cholécystendyse, des lavages à l'aide d'une solution de *chlorure de zinc* à 1/2 p. 100, dans les voies biliaires, alors bien entendu que la vésicule n'était pas encore suturée. Il se servit d'un irrigateur pourvu d'un tube de caoutchouc et enfonça aussi profondément qu'il put le tube dans la vésicule.— D'ailleurs, dans ce cas, il ne s'agit que de *lavages opératoires*, et non d'injections antiseptiques *postopératoires*. Toutefois il faut ajouter que Rose dit formellement qu'il n'utilisa pas seulement cette solution antiseptique pour chasser les calculs, mais aussi pour diminuer l'inflammation de la vésicule. Aussi avons-nous tenu à citer cette observation, au moins pour mémoire.

Il nous semble donc que, si l'on voulait tenter, après la cholécystostomie, des injections dans les voies biliaires, c'est plutôt dans cette direction qu'il serait indiqué d'engager la bataille. Autrement dit, il faut avoir en vue plutôt l'état de la muqueuse des conduits que la nature du contenu de ces derniers.

L'on pourrait essayer dans ce sens, au bout de très peu de jours, dès le premier pansement, soit l'*acide borique*, soit même le *permanganate de potassium*. Rien n'empêcherait d'avoir recours aussi à l'*eau stérilisée*, sans trop espérer, bien entendu, d'obtenir le résultat obtenu par von Winiwarter, recherché par Kehr, mais dans le but de nettoyer le cholédoque, d'enlever mécaniquement les microbes qui vivent à la surface des voies biliaires, et partant de diminuer l'infection et la tuméfaction de leur muqueuse.

Inutile d'ajouter qu'on n'emploiera pas de seringues, mais un simple laveur, fabriqué avec un petit entonnoir

---

(1) Rose (Edm.). — *Beiträge zur conservativen Chirurgie : Die conservative Chirurgie der Gallenblase und das Sondiren der Gallenwege;* in *Freie Vereinigung der Chirurgen Berlins,* 14 juillet 1890, p. 480.

et un compte-gouttes en verre, stérilisés à l'étuve, et un tube en caoutchouc bouilli ; l'injection antiseptique sera toujours préparée avec de l'eau stérilisée et conservée dans des vases bien clos, eux-mêmes stérilisés.

Nous ne pensons pas, avouons-le de suite, que ce procédé ait une bien grande valeur : *l'injection, en général, n'a jamais été pour nous un procédé chirurgical digne d'admiration* ; mais des recherches ultérieures pourront seules montrer si, après la cholécystostomie, la bile reprend, avec ces injections, son cours normal plus rapidement que lorsqu'on ne les pratique pas. Il est donc indiqué, pour amener une guérison plus rapide de la fistule, de les tenter, sans parti pris et sans idée préconçue, et de voir si la pratique concorde avec la théorie.

Pour nous, nous désirions seulement attirer, dans cette note, l'attention des chirurgiens sur leur emploi possible, qui nous paraît des plus rationnels, si l'on accepte les remarques récentes de tous les opérateurs, et en particulier de Riedel ; et prouver, au moins théoriquement, la supériorité thérapeutique de ces *injections antiseptiques* sur les injections dissolvantes de M. Robson et Fontan. Nous serons satisfait si ces quelques lignes servent à introduire dans la pratique chirurgicale une petite manœuvre, qui a au moins l'indiscutable mérite d'être sans danger et de ne pouvoir être que bienfaisante.

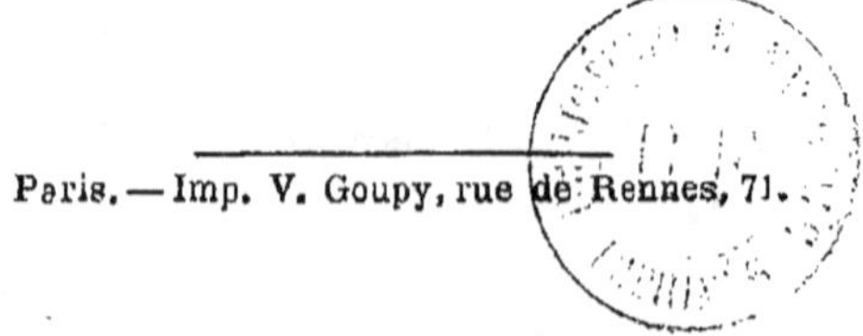

Paris. — Imp. V. Goupy, rue de Rennes, 71.